Briare Hypnose

I0481848

COGNITION

Soyez maître de vos émotions

ISBN-13: 978-1724572882

ISBN-10: 1724572881

Edition CreateSpace ISBN

Difffusion Amason LTD

Sommaire

Introduction

Le développement personnel ne permet pas de remplacer un avis médical. Je déconseille le travail en solitaire, notamment si vous pensez avoir des troubles du comportement, ou si vous ressentez la moindre gêne dans les exercices. L'aide d'un coach vous sera indispensable.

L'entraînement à la visualisation mentale est essentiel pour reprogrammer votre inconscient, installer des ressources, et optimiser votre potentiel. La visualisation est une technique. Cela s'apprend ! Elle est utilisée par les sportifs de haut niveau, les pilotes de chasse, les unités spéciales, les médecins du SAMU, les cadres dirigeants des très grandes entreprises, les hommes politiques, les avocats au pénal…

Les neurosciences ont prouvé sous scanner que votre cerveau ne fait pas de distinction entre la réalité et une image mentale parfaitement construite.

Malheureusement le monde moderne est trop matérialiste, et ne laisse que peu de place au développement personnel. Beaucoup d'individus ignorent le concept de développement des ressources personnelles, et pour ceux qui si initient ils rencontrent très rapidement des difficultés à visualiser.

Ainsi de nombreuses personnes naviguent à vue, elles passent sans voir, entendent sans écouter, sentent sans ressentir. Elles sont devenues incapables de se représenter leurs perceptions sous forme d'image, de sons, et de ressentis. Et ainsi s'installent des inadaptations à l'environnement qui se répercutent sur la physiologie et sur le psychologique. Évidemment ces inadaptations sont des vecteurs de mal-être et de maladies.

Personne n'ignore que pour développer ses capacités psychiques, il faut utiliser la visualisation. Les Yogis en sont l'exemple suprême, et ils vous expliqueront que la voie sacrée s'ouvre avec la maîtrise de l'esprit.

Restons modestes dans notre approche,

et admettons que les images mentales ont des impacts positifs sur l'organisme et sur le psychisme. Découvrir la voie sacrée dépasse le cadre de cet ouvrage.

L'objectif de ce guide est de vous aider à développer votre fonction mentale de visualisation.

La psycho -neuro-immunologie étudie les effets de la visualisation sur la guérison. Toutes les techniques (souvent appelés « TOP » par les cellules médicales de préparation mentales de l'armée française), présentées dans ce guide sont issues des études des neurosciences.

Le défi de ce livre est de vulgariser les techniques mentales des professionnels à monsieur et madame tout le monde.

Présentation

Ma particularité est d'être un coach, et donc d'avoir plusieurs certifications : sophrologue ; pnliste ; hypnothérapeute ; praticien en cohérence cardiaque ; praticien en EFT ; aromathérapeute, et praticien libre en déprogrammation neuro-émotionnelle par les mouvements oculaires, kinesthésiques et auditifs.

Mais surtout j'utilise la visualisation hypnotique comme processus thérapeutique.

Je structure mes différentes approches psychologiques en utilisant des méthodologies d'analyse rodées et surtout du biofeedback avec du matériel sophistiqué.

La cognition

La cognition est l'ensemble des processus mentaux qui se rapportent à la fonction de connaissance et mettent en jeu la mémoire, le langage, le raisonnement, l'apprentissage, l'intelligence, la résolution de problème, la prise de décision, la perception ou l'attention. Le mot cognition vient du latin « cognoscere » qui signifie connaître. Par conséquent, quand nous parlons de la cognition, nous faisons référence à tout ce qui s'associe à la connaissance, c'est-à-dire **au cumul d'informations que nous avons acquis par nos apprentissages et par nos expériences** et qui ont sont encodés par notre cerveau. Notre connaissance est la résultante de codages qui s'associent entre eux et que nous nommons **des programmes**.

Seulement nos programmes sont-ils régulièrement mis à jour ?

La programmation

Parfois nous avons la chance de ne pas être ennuyés avec nos anciens programmes. Mais pour certains d'entre nous les programmes obsolètes, peuvent finir par se conduire comme des virus et contaminer nos comportements.

Et c'est : les problèmes de poids, le tabagisme, la drogue, l'alcool, les phobies, le stress, l'angoisse, la nervosité, les comportements compulsifs, la violence, la dépravation sexuelle, la déprime, la dépression et le développement des maladies Psy.

Il s'agit de nos programmations et elles sont quasiment imperceptibles. Pourtant elles agissent sur notre physiologie et sur notre mental.

La déprogrammation

Notre cerveau ne code pas des mots, mais des émotions liées à nos sens, alors pour nous déprogrammer, il faut tout d'abord *entrainer nos sens à déclencher des ondes positives*, et cela va nécessiter de **nous baigner d'optimisme**.

Car le secret de la déprogrammation est *l'émission d'ondes positives en provenance de notre conscience émotive*. Voyez plutôt que regarder. Entendez plutôt qu'écouter. Sentez plutôt qu'interpréter. Recherchez le calme et la sérénité. La visualisation et la résonance cardiaque sont les bases de la déprogrammation, car nos émotions sont les clés de notre système nerveux autonome.

Soyez confiant, car ce chemin est ouvert à tous !

La reprogrammation

Je suis convaincu que chaque personne peut s'épanouir et se réaliser en accomplissant les projets qui le passionnent réellement. Tous les jours je fais en sorte de communiquer ce message à ce qui me rend visite en cabinet.

Un seul choix peut tout changer : lancez-vous dans votre développement personnel, avec un coach c'est parfait, en autodidacte c'est possible aussi.

Les exercices de ce guide vont vous permettre d'abord de travailler votre cognition, puis progressivement de vous reprogrammer.

Mais attention : seul celui qui sait où il va arrive à destination. Alors, réfléchissez bien à vos nouveaux conditionnements.

L'intentionnalité

La principale difficulté que j'observe chez mes patients est de continuer les pratiques. Bien souvent, se sentant mieux, ils arrêtent leur suivi. Ils sont surpris de constater quelques semaines plus tard que le problème est toujours là.

Le fait d'actionner la régulation du système nerveux autonome est une prise de contrôle de nos émotions, mais cela demande un apprentissage pour devenir un automatisme, et il faut souvent du temps. Car accueillir sereinement le temps qui passe, c'est accepter qu'il passe, et lorsque le passé passe il devient le présent, et le présent accepté, vécu, ressenti, c'est un futur serein qui s'annonce. Hier devra rester au passé, aujourd'hui se conjugue au présent, et demain sera un autre jour qui reste aujourd'hui un mystère.

La philosophie qui sous-tend la bonne intentionnalité est que cibler les blocages empêche le changement, on tourne en rond, on fait tourner nos programmes obsolètes, nous ignorons la réalité, car nous restons bloqués dans notre mental sur ce qui ne va pas. Nous savons que nous savons que ce qui est important ceux sont les ressources.

Bien vous avez donc retenu que l'inconscient est comme l'assistant intelligent de votre portable dernier cri, vous dites et il exécute, donc il ne déclenche que des programmes enregistrés. Et donc il n'est pas intelligent, et pourtant il imite notre fonctionnement mental. Et comme le fabriquant de votre portable sait que 95 % de vos routines viennent de vos habitudes et seulement 5 % de votre créativité, et bien il vous a proposé un leurre émotionnel, en nommant intelligent votre assistant personnel.

Eh oui, cette façon de voir les choses change tout ! Car c'est bien de l'angle sous lequel nous appréhendons les choses que tout dépend.

L'un des moyens les plus simples pour ne plus être la marionnette sur laquelle il suffit de tirer un fil pour déclencher un mouvement (programme), c'est de prendre le contrôle du robot que nous sommes. Bref, tordre le cou à une idée commune « j'y peux rien ! », pour la remplacer par une intention « yes i can ».

De manière a priori surprenante, l'intentionnalité suffit à changer nos comportements et donc à résoudre tous nos tracas. Je vous propose de méditer cette métaphore « Le très jeune enfant, Thomas Edison rentre de l'école et donne un papier à sa mère en lui disant : « Maman, mon professeur m'a donné ce papier et m'a seulement dit que tu dois le lire. Moi je ne l'ai pas lu, qu'est-ce que cela dit ? » Les yeux de sa mère s'inondent de larmes en lisant la lettre à haute voix à son enfant : « Votre fils est un génie. Cette école est trop petite pour lui et n'a pas assez d'enseignants pour l'éduquer. S'il vous plaît, faites vous-même son éducation. » C'est ce que fit sa mère jusqu'à ce qu'elle tombe malade et décède. De nombreuses années après la mort de la mère d'Edison, ce dernier devint l'un des plus grands inventeurs du siècle. Un jour en rangeant les affaires de sa mère, il trouve la lettre pliée que son ancien maître avait écrite à sa mère. Il l'ouvre. Le message disait « Votre fils est mentalement déficient. Nous ne pouvons plus le laisser suivre les cours à notre école. Il est expulsé « . Très ému en lisant la lettre, Edison a écrit dans son journal : « Thomas Edison était un enfant mentalement déficient dont la mère l'a transformé en génie du siècle ». L'intentionnalité est le moteur le plus puissant de tous les êtres humains.

Être heureux, être aimé, être serein, réussir sa vie, relève du conscient de l'Inconscient, car le Conscient est parfois plus inconscient que l'Inconscient. N'est-ce pas ? Sinon pourquoi certains consomment consciemment de la drogue ? Par contre je si je veux m'arrêter de respirer pour me suicider, c'est impossible, car le conscient de mon Inconscient le refuse, ils ne sont pas suffisamment inconscients au point de me faire mourir.

La conscience de notre inconscient est tellement évidente que nous ne la remarquons même plus. Pourtant elle régit nos ressources, et si j'ai l'intention d'activer mes ressources et bien elle est prête à travailler, il suffit d'en avoir l'intention.

Certains objecterons qu'il faut de la volonté d'abord. Et bien, je m'inscris en faux ! Il faut de la constance dans son intention, pas de la volonté.

Tous les exercices de ce livre sont à la portée de n'importe quel de nos « minots », c'est simple comme bonjour, et c'est utile comme une poignée de porte.

Ayez toujours à l'esprit une intention quand vous réalisez un exercice, et ne vous en séparez jamais tout au long de l'entraînement.

La cohérence cardiaque

Rendons à César ce qui est à César. C'est les docteurs David Servan-Schreiber et David O'Hare qui sont les pionniers de la cohérence cardiaque en France. Je vous invite à vous procurer le livre « 365 » du docteur O'Hare, qui est parfaitement documenté sur le sujet.

Pour pratiquez vous pouvez télécharger l'une des applications pour téléphones portables courantes « le Respirelax+ » ou « le HeartRate+ ».

Vous réglez sur équilibre pour une durée de cinq minutes le Respirelax+. Ou, si vous utilisez leHeartRate+ il faut le régler sur Docteur O'Hare.

Après avoir ouvert votre application de respiration en cohérence cardiaque, vous lancez votre application de musique préférée et vous choisissez une musique d'ambiance (par exemple du piano, ou une musique zen).

La Pratique de la cohérence cardiaque :
Vous voila assis confortablement. Vous

démarrez le métronome. Vos yeux fixent la bille. Vous pouvez bien ressentir votre inspiration pendant que la bille monte et bien ressentir votre expiration quand la bille descend. Vous pouvez expirer par la bouche doucement, et inspirez par le nez tranquillement. Vous pouvez identifier les nouvelles sensations, qu'il y a là en ce moment. Et peut-être aussi pouvez-vous penser au mot « calme », et peut-être pouvez-vous aussi laisser votre imagination flotter ? À présent, laissez-vous bercer par la musique d'accompagnement. Vous respirez ainsi pendant 5 minutes. Vous vous sentez bien, un peu comme si vous planiez, ressentez bien vos sensations.

Votre score n'a aucune importance pour l'instant. Ce qui est essentiel c'est votre pratique régulière.

La pratique de la minute de calme

Il faut au préalable, avoir pratiqué la cohérence cardiaque pendant deux semaines. Et qu'avec votre coach sur un appareil de biofeedback votre pratique soit validée. Il est essentiel que vous ayez acquis une respiration sans métronome de 5 secondes sur l'inspiration et 5 secondes sur l'expiration.

Vous êtes là, debout ou assis. Vos yeux sont ouverts. Nul ne peut déceler votre intention. Vous compter jusqu'à 5 en dialogue intérieur en inspirant par le nez, et jusqu'à 5 en dialogue intérieur en expirant par la bouche, et cela pendant 6 respirations (une respiration est égale à une inspiration et une expiration), vous pouvez à la fin de chaque respiration, contracter un doigt pour vous aidez à compter les 6 respirations.

La balle en mousse

C'est un exercice qui permet de contrôler son stress et son tract. Il s'agit de créer une tension de contraction puis de bien ressentir la décontraction qui va suivre. Vous investissez dans une petite balle en mousse. Mon éditeur Amazon commercialise les balles anti stress à des prix très abordables.

Vous allez vivre un moment de tract, ou de stress, et vous vous préparez mentalement. Votre balle est dans votre poche, vous la serrez très fort, encore plus fort, et vos doigts se crispent, encore plus, et à présent vous comptez jusqu'à 10, bien, et vous relâchez, vous pouvez bien ressentir le relâchement musculaire, et peut-être pouvez-vous prononcez le mot « calme », et aussi pendant quelques instants laissez votre esprit flotter.

L'hypnorésonnance emphatique

C'est une technique extraordinaire, et c'est un exercice qui va vous permettre d'entrer en résonance à ceux avec qui il est difficile ou impossible de communiquer : bébés, personnes âgées dépendantes, enfant en retard mental, et plus largement toute les personnes qui ont besoin de communication sans avoir les outils de la communication.

La fréquence de 0,10 hertz généré par la cohérence cardiaque, à une particularité que je qualifie de magique. En effet si vous êtes en empathie et en cohérence cardiaque, cette fréquence influe sur les êtres qui sont à proximité d vous. Non, vous ne rêvez pas !

Vous vous installez confortablement. Et vous êtes prêt de la personne ou des personnes avec qui vous allez entrer en résonance à distance, et vous êtes en empathie. À présent, ressentez bien votre respiration abdominale, votre ventre qui monte et qui s'abaisse tranquillement au rythme de votre respiration. Et vous restez bien réceptif et attentif, à votre respiration abdominale, vous inspirez par le nez en comptant tranquillement jusqu'à 5 en dialogue intérieur, et jusqu'à 5 en dialogue intérieur en expirant par la bouche, et cela pendant 5 minutes. Vous êtes calme, détendu, et peut-être pouvez-vous avoir une pensée positive dirigée vers votre hôte. Aussi, je me demande si vos ondes cérébrales ralentissent, et si vos pensées, toutes vos pensées, vont vers votre hôte. Et vous pouvez porter toute votre attention sur vos respirations, sur vos pensées aussi, et je me demande si vous pouvez imaginer des mots. Peut-être y a-t-il des mots que vous voulez dire à votre hôte ? Et vous pouvez bien diriger vos pensées vers votre hôte. Bien comme cela, encore, continuez ainsi.

Cet exercice exige trois mois de pratique d'accompagnement avec un coach certifié en cohérence cardiaque (résonance) et en hypnose (empathie).

L'hypnodéplacement du négatif

Souvent nous nous chargeons de négatif tout au long d'une journée, et de fatigue aussi, et l'usure psychologique s'installe, et c'est de l'irritabilité souvent, de la nervosité parfois, de la colère à certains moments. L'hypnodéplacement du négatif est un exercice de ressourcement.

En y étant bien réceptif et attentif, vous observez votre respiration, vous respirez en comptant jusqu'à 4 puis vous expirez en comptant jusqu'à 6. Votre pouvez bien percevoir, ventre qui monte et qui s'abaisse tranquillement au rythme de votre respiration. En y étant simplement attentif, vous ressentez calmement et tranquillement, toutes vos sensations dans votre respiration. Et à présent vous allez imaginer le début d'un arc-en-ciel, à gauche de vous et légèrement au-dessus. Et à présent vous voulez porter toute votre attention à son mouvement. Et peut-être pouvez-vous, naturellement et tranquillement, le vois se développer, il se développe comme votre calme vous enveloppe à présent. Et en y étant simplement attentif, vous voyez l'arc se former de la gauche vers la droite. Et vous identifiez sa position, et aussi ses couleurs, violet, indigo, vert, jaune, orange et rouge. En y étant simplement attentif, vous identifiez calmement et tranquillement, toutes vos sensations. Un grand calme vous habite. Et il est très possible que dans un instant vous puissiez commencer à être détendu. Très détendu. Et vous voilà prêt à continuer votre journée en étant frais et dispo, et vous sentez bien toutes vos ressources maintenant parfaitement disponibles. À présent vous laissez filer cette image, et vous reprenez votre respiration, normalement, tout à fait naturellement.

Cet exercice nécessite l'accompagnement avec un coach certifié en visualisation hypnotique comme processus thérapeutique (1).

L'hypnosensorialité

L'hypnosensorialité est un programme d'exercices destiné à développer vos facultés de visualisation mentales. C'est la clé d'entrée pour accéder à vos programmes inconscients et aux ressources latentes de votre esprit.

C'est en suivant ce programme, en plus de la maîtrise de l'Auto-hypnose, ou en cabinet en le combinant avec des séances d'hypnose de visualisation que vous pourrez débloquer le processus des images mentales, que vous attendrez un état de conscience propice à l'émission d'ondes cérébrales positives, et que vous libérerez votre potentiel mental.

L'odorat

En y étant bien réceptif et attentif, vous observez votre respiration, vous respirez en comptant jusqu'à 5 puis vous expirez en comptant jusqu'à 5. Votre pouvez bien percevoir, ventre qui monte et qui s'abaisse tranquillement au rythme de votre respiration. Imaginez que vous êtes assis à l'air libre, dans un endroit tranquille, de votre choix. Vos yeux sont fermés. Et vous pouvez bien vous concentrer sur les parfums, les flagrances, les odeurs, qu'il y a là en ce moment. Peut-être une odeur de foin, ou une flagrante de fleurs de roses, et aussi un parfum de thym de Provence. Peut-être d'autres senteurs, que vous sentez qui vous sont familières. À présent comparer chacune de ces senteurs. Concentrez-vous sur vos narines, et sentez l'odeur de l'air qui entre et qui transporte une senteur, par exemple le foin, ressentez comme vous sentez cette odeur, et c'est agréable, plaisant, et peut-être pouvez-vous imaginez le parfum de la rose, il entre lentement à l'embouchure de votre nez, et c'est frais, doux sûrement très, très agréable. À présent votre nez est chatouillé par l'odeur du thym de Provence, concentrez-vous, imaginez, sentez et ressentez. Vous êtes bien, votre odorat semble s'ouvrir vers un Nouveau Monde, et ressentez ce qu'il y a sentir, le foin, puis la rose et le thym. À présent vous laisser s'évaporer les senteurs, et vous reprenez votre respiration, normalement, tout à fait naturellement.

En cabinet cet exercice est réalisé en vous faisant sentir des odeurs différentes, notamment en utilisant l'aromathérapie.

L'ouïe

En y étant bien réceptif et attentif, vous observez votre respiration, vous respirez en comptant jusqu'à 5 puis vous expirez en comptant jusqu'à 5. Votre pouvez bien percevoir, ventre qui monte et qui s'abaisse tranquillement au rythme de votre respiration. Imaginez que vous êtes assis à l'air libre, dans un endroit tranquille, de votre choix. Vos yeux sont fermés. Et vous pouvez bien vous concentrer sur des musiques. Peut-être du piano, puis du jazz, et aussi une musique zen. Peut-être d'autres musiques, qui vous sont familières. À présent comparer chacune de ces musiques. Concentrez-vous sur vos oreilles, et entendez une musique dans votre oreille droite qui entre et qui vous transporte, entendez comme c'est agréable, plaisant. Et maintenant, entendez une musique dans votre oreille gauche qui arrive et qui vous transporte, entendez comme c'est agréable, plaisant. À présent vous laissez partir les musiques, elles s'éloignent, et vous reprenez votre respiration, normalement, tout à fait naturellement.

En cabinet cet exercice est réalisé en musicothérapie. En vous faisant entendre différentes musiques. Vous écoutez un morceau, vous exprimez ce que vous ressentez, vous fermez les yeux, et vous mémorisez le morceau de musique pendant une minute.

<u>La vue</u>

En y étant bien réceptif et attentif, vous observez votre respiration, vous respirez en comptant jusqu'à 5 puis vous expirez en comptant jusqu'à 5. Votre pouvez bien percevoir, ventre qui monte et qui s'abaisse tranquillement au rythme de votre respiration. Imaginez que vous êtes assis à l'air libre, dans un endroit tranquille, de votre choix. Vos yeux sont fermés. Et vous pouvez bien observer le paysage. À présent vous visualisez la lettre

A sur votre écran mental, puis vous visualisez la lettre G à côté le lettre précédente, puis vous visualisez la lettre R à côté de la lettre précédente, puis vous visualisez la lettre E à côté de la lettre précédente, puis vous visualisez de nouveau la lettre A à côté de la lettre précédente, puis vous visualisez la lettre B à côté de la lettre précédente, puis vous visualisez la lettre L à côté de la lettre précédente, puis vous visualisez la lettre E à côté de la lettre précédente, et enfin visualisez bien le mot AGRÉABLE. Peut-être à présent pouvez-vous visualisez une balle verte dans votre regarde droit et une balle bleue dans votre regard gauche, puis vous rapprochez les deux images et laissez venir une balle d'abord verte et bleue, puis laisser partir les couleurs, et la balle devient de couleur neutre, un peu grise. À présent vous laissez partir la balle, elle s'éloigne, et vous reprenez votre respiration, normalement, tout à fait naturellement.

En cabinet cet exercice est réalisé en visualisation directe. Vous regardez une image. Vous exprimez ce que vous ressentez, vous fermez les yeux, et vous mémorisez l'image pendant une minute.

Le scan corporel

Vous vous installez confortablement. Vous fermez les yeux. Vous posez vos bras sur vos cuisses. Et vous ressentez bien votre respiration abdominale, votre ventre qui monte et qui s'abaisse tranquillement au rythme de votre respiration. Et vous restez bien réceptive et attentive, à votre respiration abdominale, votre ventre qui monte et qui s'abaisse tranquillement au rythme de votre respiration. Et ressentez cette sensation agréable de l'air qui passe par votre nez ou par votre bouche à chaque inspiration qui peut se faire plus profonde ou plus calme à certains moments avec le passage de cet air chauffé par votre vie intérieure et qui sort de vos poumons et qui passent par votre nez ou par votre bouche à chaque expiration en laissant ces choses continuer à se faire automatiquement, car en laissant s'installer cette détente automatiquement vous pouvez peut-être vous posez la question de savoir comment fonctionne ces aptitudes et quelles parties de votre esprit à ses capacités que vous savez ou que vous ne savez pas ces capacités je vous propose de retrouver ici et maintenant, car vous savez que lorsqu'une partie de vous permet à une autre partie de vous de se reposer une autre partie de votre esprit peut mieux porter son attention sur les mots et les images que nous proposerons à une partie de votre esprit et en laissant cette partie de votre corps retrouver progressivement son calme sa détente et maintenant demander ici à votre esprit conscient de permettre à toutes les parties de votre corps de se reposer là ou elles s'appuient c'est très bien pour laisser une petite partie profonde en vous travailler plus librement et vous pouvez porter toute votre attention sur vos pieds, sur vos deux pieds, vous pouvez bien les détendre. Et à présent, vous pouvez porter toute votre attention sur vos mollets, sur vos deux mollets, vous pouvez bien les détendre. Et à présent, vous pouvez porter toute votre attention sur vos tibias, sur vos deux tibias, vous pouvez bien les détendre. Et à présent, vous pouvez porter toute votre attention sur vos genoux, sur vos deux genoux, vous pouvez bien les détendre. Et à présent porter toute votre attention sur vos cuisses, sur vos deux cuisses, vous pouvez bien les détendre. Et maintenant porter toute votre attention sur vos fesses, sur vos deux fesses, vous pouvez bien les détendre. Et maintenant porter toute votre attention sur votre bassin, vous pouvez bien les détendre. Et à présent, veuillez porter toute votre attention sur votre dos, vous pouvez bien les détendre. Et à présent, veuillez porter toute votre attention sur votre ventre, vous pouvez bien les détendre. Et à présent, veuillez porter toute votre attention sur votre poitrine et votre torse, vous pouvez bien les détendre. Et à présent, veuillez porter toute votre attention sur vos épaules, vos deux épaules, vous pouvez bien les détendre. Et à présent, veuillez porter toute votre attention sur vos bras, vos deux bras, vous pouvez bien les détendre. Et à présent, veuillez porter toute votre attention sur votre nuque et votre cou, vous pouvez bien les détendre. Et à présent, veuillez porter toute votre attention sur votre visage, vous pouvez bien les détendre. Et à présent, veuillez porter toute votre attention, toute votre attention, sur vos mains, sur vos deux mains, vous pouvez bien les détendre.

Le principe est de vous assoir ou de vous étendre, et d'imaginer un scan corporel qui part des pieds vers la tête en prenant soin d'imaginer que vous détendez chaque partie de votre corps. Pour les débutants il est possible d'enregistrer ce texte.

La gym oculaire

Cet exercice vous sera utile si vous avez besoin un jour de suivre des séances de DMOKA (déprogrammation neuro-émotionnelle par les mouvements oculaires, kinesthésiques et auditifs), la pratique de l'EMDR est un terme et une pratique réservée au monde médical, la DMOKA est sa forme prophylactique. Vous pourriez avoir besoin de ces techniques en cas d'exposition à un événement traumatique qui par la suite constituerait un événement séquentiel poste traumatique (vision de l'événement répétitif avec effroi).

La gym oculaire consiste à faire travailler les muscles de vos yeux notamment si une désensibilisation est utile pour vous. Nous possédons en effet, autour de chaque œil, six muscles qu'il est possible d'exercer comme n'importe quel muscle de notre corps.

Les exercices de base

Posez vos paumes de main les doigts bien

joints, sur vos yeux fermés pendant 2 à 3 minutes. Les doigts restent joints et ne laissent pas passer la lumière. L'idéal est de faire cela à chaque fois que les yeux sont très sollicités (écran d'ordinateur, télévision…).

Fixez votre index en l'approchant le plus possible du nez, tout en essayant de garder la netteté le plus longtemps possible. Sans jamais cesser de fixer votre index, éloignez-le tout doucement le plus loin que votre bras le permette. Répétez l'opération 25 fois d'affilée, le plus lentement possible. Dans l'idéal, réalisez cet exercice 3 fois par jour. En période de travail assidu sur ordinateur ou de lecture, 1 fois toutes les heures.

1 — l'infini

Les yeux ouverts, détendus, la tête immobile, vous décrivez plusieurs fois le signe de l'infini avec vos yeux. Le tout en un seul et même mouvement fluide et sans marquer de temps d'arrêt.

2 — le balayage

La tête immobile, commencez par regarder au loin puis balayez en douceur tous les coins de la pièce où vous vous trouvez : le plafond, le sol, le coin supérieur gauche puis le droit, le coin inférieur gauche puis le droit.

3 — la lecture des blancs

Prenez un livre et lisez — non pas les lignes imprimées — mais les lignes blanches entrent le texte. Restez décontracté. Restez juste attentif à rester sur les interlignes blancs. Puis vous prenez une lecture « normale ».

4 — la mobilité du regard

Décrivez de grands cercles avec les yeux, sans bouger la tête, pendant une minute. Puis, tenez la tête bien droite et fixez du regard un point en face de vous. Sans bouger la tête, regardez le plus loin possible en haut, puis en bas, à gauche et à droite. Ramenez le regard au centre. Alternez ensuite les mouvements, en faisant glisser le regard en haut à gauche, en bas à droite, en haut à droite, en bas à gauche. Ramenez le regard au centre. Sans bouger la tête, décrivez avec les yeux de grands cercles dans le sens des aiguilles d'une montre, en essayant de regarder le plus loin possible sur les côtés. Ramenez le regard au centre. Fermez les yeux quelques instants.

L'EFT

EFT « Emotional Freedom Techniques » est utilisée comme technique d'intervention de désensibilisation des émotions qui génèrent le stress et de l'anxiété.

Je vous invite à lire le livre « le nouvel EFT » par Diane et Alain von der Weid.

Les principes de l'EFT s'appuient sur les fondations des thérapies conventionnelles et plus précisément de la digipuncture. C'est une variante de l'acupuncture qui se pratique sans aiguille.

L'EFT est une technique « psychocorporelle » de traitement des blocages émotionnels liés à des événements passés, présents ou futurs. « Psycho » parce qu'il s'agit de penser à notre problème, et « corporelle », car nous stimulons certains points sur notre corps avec le bout de nos doigts. Ces points spécifiques se trouvent à l'extrémité des méridiens énergétiques.

Exercice

Vous effectuez un massage du bout des doigts des méridiens repérés sur l'image en maintenant bien présent dans votre esprit l'émotion dérangeante. Vous pouvez aussi prononcez un mot mentalement « je suis calme », par exemple.

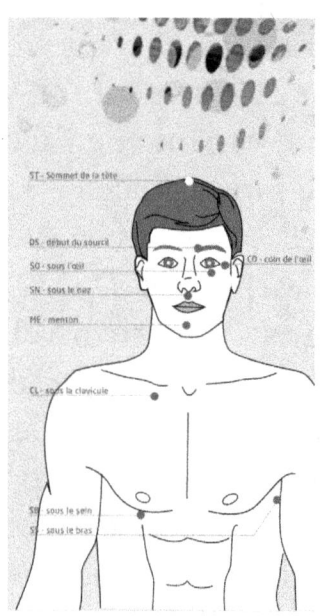

Note

La visualisation hypnotique comme processus thérapeutique est formation accessible à l'Académie d'Hypnose thérapeutique du Québec.

La cohérence cardiaque est une formation accessible via le portail cohérence-info.com.

L'institut français d'hypnose est un organisme de formation dirigé par Olivier Lockert qui propose des cycles de formation en Hypnose éricksonienne et PNL.

 Winnermann propose aux professionnels des formations en ligne pour compléter leurs compétences.

ISBN-13: 978-1724572882

ISBN-10: 1724572881

Edition CreateSpace ISBN.

Difffusion Amason LTD

Législation

Le droit de la propriété littéraire et artistique est inscrit dans la Déclaration universelle des droits de l'homme, à l'article 27, alinéa 2 : « Chacun a droit à la protection des intérêts moraux et matériels découlant de toute production scientifique, littéraire ou artistique dont il est l'auteur ».

En France, le droit d'auteur est protégé par le Code de la propriété intellectuelle. Article L 111-1 : « L'auteur d'une œuvre de l'esprit jouit sur cette œuvre, du seul fait de sa création, d'un droit de propriété incorporelle exclusif et opposable à tous ».

www.ingramcontent.com/pod-product-compliance
Lightning Source LLC
Chambersburg PA
CBHW072047230526

45468CB00019B/1041